Te ⁸²²

DES CAUTÈRES

ET

DE LEUR VALEUR EN THÉRAPEUTIQUE,

PAR

A.-T. CHRESTIEN,

Docteur et Professeur agrégé de la Faculté de médecine de Montpellier,
ex-Chirurgien de la marine royale, Membre fondateur du Conseil de
santé d'Oran, Membre des Sociétés de médecine pratique de Paris et de
Montpellier, des Sociétés médicales de Dijon et de Chambéry, des Sociétés
impériales de médecine de Bordeaux, Marseille, Lyon, Nîmes et Alger,
de la Société des sciences médicales de la Moselle, de la Société des
sciences médicales et naturelles de Bruxelles, de l'Académie de médecine
et de chirurgie de Madrid, de la Société physico-médicale d'Erlangen.

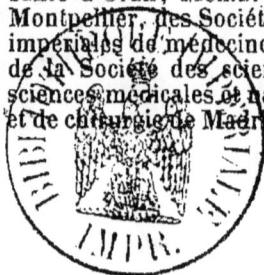

Il faut avouer que la science n'a pas encore posé
avec netteté et précision les indications qui devraient
présider à l'emploi de ce moyen.

Dr BOURDIN. — Encyclop. du XIXe siècle, t. VI, p. 685.

MONTPELLIER,

J.-A. DUMAS, IMPRIMEUR,

place de l'Observatoire, 5.

—

1856

Extrait de la REVUE THÉRAPEUTIQUE DU MIDI.

AVANT-PROPOS.

Dans la séance du 9 octobre 1855, à propos d'un mémoire lu au sein de l'Académie impériale de médecine par
M. Bouvier, sur un *procédé simple, commode et peu doulou-
reux pour établir et entretenir le séton à la nuque*, le professeur Malgaigne s'éleva contre l'emploi de tous les exutoires
placés à demeure pour obtenir une suppuration prolongée.
Il déclara que, après en avoir vu tous les dangers et les
inconvénients, il en était venu à se demander si ces
inconvénients étaient compensés par quelques avantages.
Cette profession de foi donna lieu à une discussion qui se
prolongea durant plusieurs séances, et qui porta M. Malgaigne à nier la doctrine de la *révulsion*. Vainement s'at-
tira-t-il la réprobation de MM. Bouley, Bouillaud, Leblanc,
Parchappe, Bousquet, Desportes, et ne fut-il soutenu que
par M. Piorry, ce novateur incompris! M. Malgaigne, professeur à la Faculté de médecine de Paris, se complut à
déverser le ridicule sur l'École de Montpellier, pour la

fidélité et la persévérance avec lesquelles cette École hip-
pocratiste a conservé les dogmes immuables de l'ancienne
École de Cos ; et, après avoir poussé l'oubli des bienséances
à un tel point que M. Bousquet, cet académicien modèle
et type de l'urbanité, fut obligé de le lui reprocher (1),
il prétendit avoir reçu de M. Blatin la confidence que
l'École de Montpellier n'avait pas l'intention de lui répondre.

Nous ne comprenons pas la valeur de cette confidence
de M. Blatin, et n'avons pas la prétention de répondre à
M. le professeur Malgaigne au nom de l'École de Montpellier ; mais, en notre qualité de membre de cette École,
nous croyons devoir opposer des faits bien observés aux
déclamations de M. Malgaigne. C'est dans ce but que nous
publions le petit travail qu'on va lire.

1er juillet 1856.

(1) Voir le *Bulletin de l'Académie impériale de médecine*, T. XXI,
p. 302.

DES CAUTÈRES

ET DE LEUR VALEUR EN THÉRAPEUTIQUE.

Rien n'est plus commun, depuis longtemps, que les *cautères* ; leur usage s'est tellement accrédité, que bien des personnes s'en appliquent sans consulter un médecin, sur la seule idée qu'elles se font de leur tempérament ; et pourtant il n'y a encore, dans notre langue, aucun traité spécial sur ce point important de thérapeutique. Barthez en a bien établi les bases dans son second mémoire sur le *Traitement méthodique des fluxions* ; Fouquet y est bien revenu dans son *Essai sur les vésicatoires* ; mais la doctrine de Barthez et de Fouquet a encouru, auprès de certains, le reproche d'être surannée, et ce reproche a même été adressé, par l'auteur du *Dictionnaire des dictionnaires*, à MM. Mérat et Delens, nos contemporains. M. Malgaigne est allé encore plus loin : il a déclaré, au sein de l'Académie impériale de médecine, la doctrine de Barthez incompréhensible et vide de sens. Il importe donc de signaler l'utilité des *cautères*, en dehors de toute doctrine,

sans entrer dans aucun raisonnement théorique sur la question
de savoir s'ils agissent par l'écoulement habituel des liquides
auquel ils donnent lieu, ou par l'irritation (1) qu'ils détermi-
nent sur une partie du corps, vers laquelle les propriétés vitales
peuvent être avantageusement dirigées, comme l'a dit Alibert
dans ses *Nouveaux éléments de thérapeutique*, T. II, p. 446.
Le point essentiel est de savoir quels sont les cas dans lesquels
les *cautères* sont utiles et ceux dans lesquels ils sont nuisibles.

Je vais donc aborder franchement ce sujet, après avoir toutefois donné quelques explications sur le sens que j'attache au
mot *cautère*, qui est loin d'avoir une acception bien arrêtée.
Ainsi ce nom est donné non-seulement à la toute petite plaie
que l'on creuse et entretient exprès pour guérir ou pour prévenir
différentes maladies, mais il s'applique encore à des plaques,
disques, ou boutons métalliques que l'on chauffe à blanc, et
avec lesquels on brûle les chairs. Cette manière de brûler les
tissus vivants s'appelle *cautérisation*, et c'est de l'analogie existant
entre son résultat direct et l'action des caustiques qu'on a donné
aussi le nom de *cautère* à la plaie faite par les agents chimiques
capables d'altérer la peau et les tissus sous-jacents. De là la
distinction entre le *cautère* actuel (ou par le fer rouge) et le *cautère*
potentiel (ou par la potasse caustique et ses diverses préparations).
Mais cette distinction n'est pas grammaticalement raisonnée,
car les mots *cautère actuel* expriment l'idée d'un fer rouge brûlant
les tissus et formant escarre, tandis que, par les mots *cautère
potentiel*, on ne désigne pas la potasse caustique ni aucune de
ses préparations qui *forment escarre*, mais bien l'escarre pro-

---

(1) *Non suppuratio, sed stimulus prodest* (Stoll).

duite par la potasse caustique ou ses diverses préparations. Il y a donc évidemment confusion dans le langage à cet égard ; mais, puisque je crois inopportun de discuter les théories sur lesquelles s'appuie l'efficacité des *cautères*, à plus forte raison dois-je éviter les discussions grammaticales.

Je me bornerai donc à dire que, par le mot *cautère*, j'entends parler seulement de la plaie artificielle creusée et entretenue exprès pour guérir ou prévenir certaines maladies. Or cette plaie se fait le plus ordinairement à l'aide de la potasse caustique, que l'on réduit aujourd'hui en cylindres semblables à ceux du nitrate d'argent fondu, et qui sont bien plus commodes que la pierre à cautère plate. La poudre de Vienne, qui est un simple mélange de cinquante parties de potasse caustique avec soixante parties de chaux vive, est également très-commode pour l'application des *cautères ;* mais elle doit être dissoute à l'aide de quelques gouttes d'alcool, et son action est plus superficielle que celle de la potasse caustique, plate ou en cylindres. Divers autres caustiques, en tête desquels il est juste de placer l'acide sulfurique solidifié par le safran, suivant l'indication du professeur Velpeau, ou peut-être de Rust, en faveur de qui la *Gazette médicale de Strasbourg* réclama la priorité en 1845, peuvent aussi servir à pratiquer le *cautère*, qui, dès lors, cessera de mériter l'épithète de *potentiel*.

Du reste, le *cautère* se pratique aussi avec le bistouri, qui incise la peau jusqu'au tissu cellulaire sous-jacent, de telle sorte qu'un pois ou tout autre corps étranger peu volumineux puisse être introduit dans la plaie, à l'effet de l'entretenir et de la faire suppurer.

Enfin bien des gens s'appliquent un vésicatoire et mettent

ensuite, au centre de la plaie superficielle qui en résulte, un pois, qu'ils compriment fortement. Ce corps étranger détermine une dépression circulaire, qui devient peu à peu assez profonde pour égaler l'excavation *cautéreuse* faite par les caustiques ou le bistouri.

Si l'on me demande quelle est , de ces trois manières, celle qui me paraît préférable pour établir un *cautère* , je n'hésiterai pas à dire que le *cautère* provenant de la chute d'une escarre a , sur les deux autres, l'immense avantage d'appeler bien plus tôt et en plus grande quantité le flux humoral, ou, si l'on veut, de déterminer, dès le début, une irritation dérivative bien plus intense. En second lieu, je ferai observer que le *cautère* résultant de la pression d'un pois mis au centre d'un vésicatoire, et qui, d'après la douleur qu'il cause quelquefois, la tuméfaction qu'il développe avant d'être bien établi, semble à certaines personnes offrir l'avantage que j'ai signalé, d'une fluxion puissante dès le début, est par cela même dangereux, car le degré auquel arrivera cette fluxion peut être mal apprécié, et amener le sphacèle du membre, ainsi que j'en ai vu plusieurs exemples. Quant au *cautère* par le bistouri, non-seulement son appareil effraye, quoique mal à propos, mais il ne détermine la suppuration que dans un très-petit espace. En résumé donc, je n'hésite pas à dire que je préfère (et de beaucoup) le vrai *cautère* potentiel, c'est-à-dire celui qui résulte de l'action de la potasse caustique, ou de la poudre de Vienne.

Quant aux cas dans lesquels il est utile d'appliquer un ou plusieurs *cautères*, je vais les préciser, autant que possible, en procédant de la manière la plus simple, c'est-à-dire *de capite ad calcem*.

1° *Maladies de la tête*.

Sans parler de l'épilepsie — dont le siége n'est d'ailleurs pas tou-jours dans le crâne — ni de l'aliénation mentale — que l'on traite si avantageusement aujourd'hui par des moyens hygiéniques et moraux — ni de divers états morbides de l'oreille — à la suite des-quels survient si souvent la surdité — ni de l'ophthalmie chronique, ni de l'amaurose — maladies qui toutes ont trouvé dans les *cau-tères* potentiels une ressource thérapeutique presque prodigieuse dans certains cas (1) — il est une autre maladie qui réclame l'emploi

(1) Parmi les guérisons presque miraculeuses que j'ai obtenues à l'aide des *cautères* dans le traitement de l'otite, en voici deux qui m'ont plus parti-culièrement frappé :

1re *Observation*. — Mme M*** me fit appeler en 1835 pour une otite aiguë des plus intenses. Son conduit auditif interne gauche était le siége de douleurs profondes qui l'obligeaient à se promener nuit et jour dans son appartement, sans pouvoir prendre aucune nourriture. Ces douleurs se communiquaient à toute la tête et réagissaient sur tous les nerfs des mem-bres, ce qui déterminait souvent des mouvements convulsifs. Des sangsues ayant été appliquées, à diverses reprises et au nombre de 30 en tout ; de l'huile de ricin ayant été administrée et ayant produit des évacuations alvines, le tout sans qu'il y eût aucun amendement ; les pédiluves sinapisés aussi bien que des pédiluves alcalins ayant été tout aussi inutiles, je pro-posai l'application d'un *cautère* potentiel sur l'apophyse mastoïde gauche. J'eus d'autant plus de confiance dans ce moyen thérapeutique, qu'avant son mariage Mme M*** avait été débarrassée de céphalalgies opiniâtres, avec mouvements convulsifs fréquents, par l'application d'un séton que mon vénérable oncle me fit appliquer à la nuque de la jeune malade. Le *cautère*, en effet, à peine appliqué, l'otite diminua peu à peu, et disparut même en entier. Pour en empêcher le retour, j'appliquai au bras gauche de Mme M*** un nouveau *cautère* potentiel, celui du derrière de l'oreille ne pouvant pas

des *cautères* après que la phlogose a été suffisamment combattue
par les moyens appropriés ; et cette maladie, qui n'a généralement
été traitée que par les émissions sanguines, durant tout le règne
de l'école dite physiologique, c'est la méningite. Réputée, pendant tout ce temps, de nature toujours franchement inflamma-
toire, elle a été reconnue, plus tard, être souvent consécutive à
des tubercules développés dans la masse encéphalique ou ses
enveloppes. Dès lors, elle a été distinguée en méningite franche
et en méningite tuberculeuse. Autant les émissions sanguines ont
été constatées utiles dans le traitement de la première, autant
elles ont été reconnues funestes dans celui de la seconde, si ce
n'est pour combattre l'inflammation produite par la présence des
tubercules. Mais, ce résultat obtenu, c'est aux *cautères* qu'il
faut avoir recours. Doivent-ils être placés sur le crâne, ainsi que
l'ont fait et enseigné Smith, auteur d'un traité sur l'hydrocéphale
des enfants, publié à Londres en 1814 ; Durr, médecin de Hall ;
Constant, interne des hôpitaux de Paris, enlevé prématuré-
ment à la science, et le docteur Bélanger, médecin à Senlis ?

être longtemps maintenu ouvert. Mme M*** conserve avec soin le *cautère*
du bras, et elle n'a plus été atteinte ni d'otite ni de céphalalgie intense.

2me *Observation.* — Un postillon vint me consulter en 1839, pour surdité
de l'oreille gauche. Cet homme n'était âgé que de trente-deux ans, et cette
surdité, s'il ne parvenait à s'en débarrasser, l'obligeait à quitter sa profession, car elle l'empêchait souvent d'entendre les coups de fouet à l'aide
desquels les postillons s'annoncent sur les grandes routes.

Dans son enfance, il avait eu des scrofules dont il portait les traces au
cou ; je le mis à l'usage de l'hydrochlorate d'or et de soude en frictions sur
la langue, pour *diviser* la lymphe, comme disaient les anciens, et je lui
plaçai un *cautère* potentiel sur l'apophyse mastoïde gauche. La surdité diminua peu à peu, et un autre *cautère* ayant été placé au bras, quand le premier fut fermé, la guérison fut complète et ne s'est pas démentie.

N'ayant jamais osé appliquer de larges vésicatoires cantharidés. sur le cuir chevelu, ainsi que je l'ai avoué ailleurs, par la crainte de voir augmenter la fluxion cérébrale, à plus forte raison n'oserai-je pas conseiller l'emploi des caustiques sur le sommet ou tout autre point de la voûte du crâne, attendu que l'action des. caustiques est plus profonde que celle des vésicatoires; et je ne comprends pas que le docteur Richard (de Nancy), reconnaissant cette différence d'action aussi bien que le danger des cantharides, qui, dit-il(1), tournent souvent au profit de l'irritation des méninges, ajoute : « Le *cautère* proposé au sommet de la tête n'a » pas le même inconvénient ; il ne produit pas une inflammation » aussi large que celle du vésicatoire. » Je ne sais pas sur quoi se fonde le professeur de Lyon pour préférer les dangers d'une inflammation profonde à ceux d'une irritation étendue, mais superficielle ; et, dans le doute, je n'ai encore osé employer ni vésicatoire, ni *cautère* sur le crâne. Je me contente de dire, avec le docteur Barrier (2) : « Ces moyens extrèmes ont pu réussir dans des cas désespérés; » et je ne les applique qu'aux apophyses mastoïdes, et à la nuque surtout.

MM. Rillet et Barthez, qui, à propos du vésicatoire appliqué sur la tête, disent (3) : « Peut-être même devrait-on employer cette méthode à une époque voisine du début; » MM. Rillet et Barthez avouent n'avoir appliqué qu'une fois des moxas, à l'eau chaude, sur la nuque d'un enfant qui était déjà dans le coma, et le succès qu'ils en obtinrent ne fut que passager ; l'amélioration ne se soutint pas.

(1) *Traité pratique des maladies des enfants*, p. 453-454.
(2) *Traité pratique des maladies de l'enfance*, T. II, p. 581.
(3) *Traité clinique et pratique des maladies des enfants*, T. III, p. 545.

2° Maladies de la colonne vertébrale et de la moelle épinière.

L'emploi des *cautères* est devenu si banal, dans le traitement du mal vertébral de Pott et dans les paraplégies attribuées à l'inflammation de la moelle épinière, que je crois inutile de tenter le moindre effort pour le vulgariser. Bien plus, il me paraît bon de chercher à le restreindre ; car l'expérience m'a démontré qu'un grand nombre de médecins abusent de ce moyen thérapeutique, dont l'efficacité ne se révèle que lorsqu'il est employé à propos. Or j'ai vu, aux bains de Balaruc, alors que j'étais médecin-inspecteur de ces thermes, un si grand nombre de malades dont la région postérieure du tronc a été inutilement criblée de *cautères*, que je crois devoir indiquer ici le moyen de retirer de cet agent précieux de thérapeutique tous les avantages qu'il peut offrir ; et ce moyen consiste à ne pas demander aux *cautères* plus qu'on ne demande à tout autre agent médical, c'est-à-dire de remplir son indication propre. Quelle est cette indication ? C'est d'agir quand les antiphlogistiques ont combattu la phlogose, que les *cautères* sont impropres à combattre, et qu'ils réveillent même quelquefois.

Ollivier (d'Angers), sur l'autorité de qui s'est accrédité l'emploi des *cautères* le long de la colonne vertébrale, dans le traitement de la méningite rachidienne et de la myélite, a eu bien soin de dire qu'on doit recourir, dès le début, aux saignées tant générales que locales, et n'employer, soit les rubéfiants, soit les *cautères*, soit enfin les moxas, que quand l'inflammation est chronique. Ce praticien si regrettable, dont l'ouvrage ne saurait trop être consulté, a prescrit la diète la plus sévère, ainsi que des boissons émollientes et légèrement laxatives, dans les premières périodes de la maladie (p. 606-607). Lorsque les phénomènes d'excitation sont calmés, il conseille d'administrer des douches d'eau chaude fortement salée, à 32 ou 34 degrés de température, sur la longueur du rachis; et c'est à cette même époque de la maladie qu'il conseille deux *cautères* sur les côtés des apophyses épineuses (p. 717).

Au lieu de suivre cette méthode rationnelle, dans laquelle les diverses indications se trouvent remplies successivement, un grand nombre de praticiens, ayant entendu dire que les *cautères* sont efficaces dans le traitement des maladies de la colonne vertébrale et de la moelle épinière, emploient des exutoires aussitôt que les malades les consultent, sans s'enquérir de l'époque à laquelle se trouve la maladie.

En parlant du traitement du mal vertébral de Pott, Vidal (de Cassis) dit également que les exutoires doivent être précédés ou suivis par des saignées locales ; car il n'est pas rare de trouver, avec la carie, une ostéite ou l'inflammation des parties fibreuses environnantes. La moelle épinière et les méninges peuvent devenir, ajoute-t-il, le siége d'une phlegmasie qui réclame impérieusement ces saignées locales (1). Je ne saurais trop applaudir à cette manière d'enseigner la thérapeutique du mal vertébral de Pott, et je suis à me demander pourquoi M. Nélaton ne l'a pas adoptée dans ses *Éléments de pathologie chirurgicale.* Je ne comprends pas que le savant auteur d'un ouvrage qui, par son titre, doit passer entre les mains de tout néophyte en chirurgie, ait pu dire (T. II, p. 119) : « Dans le but de combattre l'inflammation des » parties circonvoisines, on a conseillé la plupart des révulsifs

(1) *Traité de pathologie externe,* **T. II,** p. 229, 1re édition.

» cutanés : frictions irritantes, vésicatoires, sétons, moxas, la
» cautérisation transcurrente, les *cautères*. » C'est, à mon avis,
induire dans une erreur bien fâcheuse pour l'humanité que de
donner un pareil enseignement. Je veux bien que la nouvelle
génération médicale sache que tous ces moyens peuvent être
employés dans le traitement des inflammations, qui étaient
exclusivement combattues, il y a peu de temps, par certains, à
l'aide des sangsues ou de la lancette ; mais il ne faut pas lui faire
croire que les frictions irritantes et les *cautères* sont antiphlogistiques.

3° *Maladies du cou et de la poitrine.*

Il n'y a guère, dans ce cadre, que la phthisie (laryngée ou
pulmonaire) dont le traitement réclame l'emploi extérieur des
caustiques ; encore même leur utilité, reconnue par la plupart
des médecins de l'antiquité, a-t-elle été niée par quelques mo-
dernes, depuis que, grâce aux signes physiques fournis par la
percussion et l'auscultation, il est beaucoup plus facile de distinguer la phthisie des simples catarrhes. Laënnec, en effet, dit
avoir beaucoup employé les *cautères* actuels et potentiels dans le
traitement de la phthisie, sans avoir vu guérir aucun des malades
chez lesquels il a employé ce moyen (1) ; et M. Louis affirme
que, dans aucun cas, il n'a vu survenir, à la suite de l'emploi
des *cautères* sous les clavicules ou aux bras, une amélioration
qui pût légitimement leur être attribuée (2). D'après cela, Laënnec, au moment où il consigna le résumé de sa pratique dans un

(1) *Traité de l'auscultation médiate*, T. II, p. 179, 3ᵉ édition.
(2) *Recherches anatomo-patholog. et thérapeut. sur la phthisie*, p. 654,
2ᵉ édition.

ouvrage qui est devenu classique, déclara renoncer aisément à l'emploi des *cautères* potentiels, pour peu que les malades y répugnent; et M. Louis dit expressément qu'il faut y renoncer, malgré l'usage, ou tout au moins n'y consentir que pour céder aux vœux des malades, et surtout de leur famille.

Malgré le respect que m'inspirent ces deux hommes, si avantageusement placés pour bien observer le résultat d'un traitement quelconque sur la phthisie pulmonaire, je ne puis m'empêcher de dire que l'emploi des *cautères* m'a souvent paru utile dans le traitement de cette cruelle maladie, bien constatée à l'aide du stéthoscope. Il est vrai que ce moyen thérapeutique n'a jamais été employé seul, soit par mon oncle, à qui ont été adressés tant de phthisiques, soit par moi-même, attendu que la phthisie, scrofuleuse ou de toute autre nature, réclame aussi un traitement interne qui modifie la cause générale s'exerçant sur le poumon, et que la guérison peut dès lors être attribuée à ce traitement interne. Mais Laënnec et M. Louis ont également joint à l'emploi des *cautères* celui des émissions sanguines d'abord, et ensuite de divers médicaments préconisés contre la phthisie pulmonaire; et pourtant ils nient l'un et l'autre l'efficacité de tout moyen médicinal pour guérir la phthisie tuberculeuse. Seraient-ils arrivés à cette conclusion désolante, s'ils avaient employé les préparations d'or de mon oncle? Les faits que j'ai rapportés ailleurs, ainsi que ceux relatés dans les deux mémoires du docteur A. Legrand, sur l'or dans le traitement des maladies scrofuleuses, m'autorisent à penser qu'il en aurait été autrement; car les tubercules du poumon ne diffèrent en rien de ceux qui siégent dans les glandes, et dont le ramollissement est très-souvent suivi d'une guérison parfaite, comme le remarque Laënnec lui-même (T. II, p. 112). Comment donc a-t-il pu nier la curabilité de la phthisie pulmonaire par les secours de la médecine, après avoir admis la curabilité de cette maladie par la force médicatrice? Comment surtout a-t-il pu nier la curabilité du mal au premier degré, et croire très-communs les cas de guérison au troisième, ainsi qu'il le dit textuellement (p. 111) dans son article III, où il s'occupe des cicatrices, soit fistuleuses, soit complètes, des excavations tuberculeuses? Le docteur Jules Fournet a trop bien fait ressortir ces inconséquences (1), pour que je m'y arrête davantage. Il me suffit de les signaler.

La Nature n'indique-t-elle pas, d'ailleurs, l'utilité des exutoires, en suspendant le cours de la phthisie pulmonaire par une suppuration quelconque à la surface du corps? Les exemples en sont si nombreux et si généralement connus, qu'il est de règle de ne point opérer la fistule à l'anus chez les phthisiques, cette fistule étant considérée comme un émonctoire curatif ou du moins modérateur des progrès de la phthisie.

Je ne saurais donc trop recommander l'emploi extérieur de la potasse caustique sur le thorax, dans le traitement de la phthisie pulmonaire, de quelque nature que soit cette maladie. Il est bien entendu que cette nature sera combattue par des antiscrofuleux, des antiherpétiques ou des antisyphilitiques suivant le cas, et que la période d'acuité qui s'observe ordinairement au début, et qui se reproduit quelquefois de temps à autre, sera combattue par des antiphlogistiques, des béchiques, etc., etc. Mais, je ne saurais trop le redire, les *cautères* sur la poitrine sont très-utiles, soit en portant à la peau le travail morbide du poumon, de quelque manière que l'on comprenne ce travail, soit en

(1) *Recherches cliniques sur l'auscultation des organes respiratoires, et sur la première période de la phthisie pulmonaire*, p. 929 et suivantes.

donnant issue à la matière morbifique, et éliminant ainsi la fonte tuberculeuse, dans le cas le plus commun. Toutefois, il faut que ces *cautères* soient suffisamment multipliés (1), ainsi que l'a recommandé feu le professeur Baumes, dans son *Traité de la phthisie pulmonaire* (T. II, pag. 160). Je vais même plus loin que ce grand praticien, car il ne regardait les *cautères* comme le plus grand secours qu'on puisse opposer aux progrès de la phthisie que dans les premières périodes de celle-ci, et il ajouta : « Si l'on attendait le moment où la dissolution des fluides est considérable, où les forces sont épuisées, où les fibres motrices ont perdu presque tout leur ton, ces mêmes moyens, si salutaires dans d'autres temps, hâteraient l'appauvrissement du sang, la colliquation, le marasme et conséquemment les progrès d'une maladie mortelle. » Tout en reconnaissant que le médecin aurait tort d'attendre la dernière période de la phthisie pulmonaire pour couvrir successivement la poitrine de *cautères*, et que ce moyen, employé trop tard, peut compromettre l'art par son inutilité fréquente, et quelquefois même en hâtant le moment de la mort; comme celle-ci est certaine si l'on n'applique des *cautères*, et comme, dans leur emploi, il y a des exemples de succès vraiment inespérés, je n'hésite pas à les hasarder toutes

---

(1) Malgré la lecture attentive de tout ce que la science possède d'Aëtius, j'ignore sur quel document L. Cailliot, auteur d'un traité de pathologie générale et de physiologie pathologique, a pu dire (T. Iᵉʳ, p. 121) que ce médecin grec appliquait jusqu'à quinze cautères sur la poitrine; mais j'ai sous les yeux une lettre imprimée du docteur Aug. Bertrand, médecin inspecteur des eaux minérales du Vernet, en 1846, dans laquelle cet honorable confrère explique, par l'application de quarante à cinquante cautères dont le professeur Lallemand avait cuirassé la poitrine d'une phthisique, la guérison attribuée, par les propriétaires des thermes du Vernet, à l'efficacité de leurs eaux.

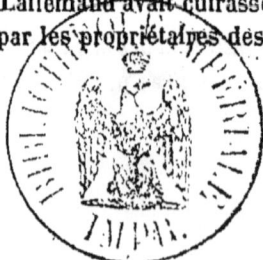

2

les fois que les sujets y consentent, persuadé qu'il y a moins de
barbarie à faire souffrir inutilement un malade qu'à le vouer à
une mort certaine en n'essayant pas sur lui toutes les ressources
de l'Art. Cette fausse pitié de quelques hommes est, à mes yeux,
un homicide par imprudence. Ne serait-il pas mort, en effet, cet
inspecteur d'une compagnie d'assurances qui expectorait du pus
et se fondait en sueurs, si le docteur Chauffard (1) n'avait pas appliqué entre les omoplates, dans les gouttières vertébrales décharnées
et très-creuses par conséquent, deux *cautères* ovales dans lesquels
il put faire entrer seize pois? Les exemples semblables à celui-là
ne sont pas très-rares ; j'en ai observé plusieurs qui, joints à
d'autres cas de guérison inespérés, par divers moyens thérapeutiques, m'autorisent à regarder comme un crime l'abandon d'un
malade, quelque imminente que paraisse sa mort.

Du reste, M. Bricheteau, dont l'autorité peut certes bien être
opposée à celle de Laënnec et de M. Louis, a, dans son *Traité
sur les maladies chroniques qui ont leur siége dans les organes
de l'appareil respiratoire*, consigné plusieurs cas incontestables
de phthisie pulmonaire tuberculeuse, guérie soit par les *cautères* seuls, soit par les *cautères* et l'emploi de l'huile de foie de
morue.

Voici, pour mon compte, deux exemples de guérison qui me
paraissent d'autant plus remarquables que ces guérisons datent
de plus de vingt-cinq ans :

1re *Observation.* — M. G***, âgé de vingt-cinq ans, d'une très-
haute taille et, par suite, très-maigre, présentait tous les symptômes généraux de la phthisie pulmonaire, quoique ses père et

_____

(1) *Œuvres de médecine pratique*, T. I, pag. 533.

mère, bien moins grands que lui, jouissent d'une très-bonne santé. C'était en 1827, alors que j'étais encore étudiant en médecine, et que je me livrais ardemment, sous la direction des professeurs Lallemand et Dubrueil, à l'étude de l'auscultation, soit médiate, soit immédiate. Mon oncle, qui se trouvait trop vieux pour refaire son éducation médicale, et ne voulant pas faire semblant, comme tant d'autres, de savoir se servir du stéthoscope, me chargea du soin d'ausculter le thorax de ce jeune homme. La présence de tubercules n'y fut que trop révélée par une bronchophonie manifeste sous la clavicule droite, jusque vers la quatrième côte, et une matité très-prononcée dans cette région supérieure du thorax. Le malade, qui avait été mis à l'usage des escargots crus et autres béchiques d'abord, puis à l'usage de diverses préparations d'or, fut invité à se laisser appliquer un *cautère* potentiel au haut de la poitrine (côté droit), et à ce premier *cautère* potentiel en succédèrent trois autres, qui furent maintenus pendant plus d'un an. Pendant ce laps de temps, un râle muqueux remplaça la bronchophonie, et tantôt un bruit caverneux, tantôt de la pectoriloquie indiquèrent le ramollissement et la fonte des tubercules. L'état général du malade restant bon, grâce aux analeptiques et aux mucilagineux qui étaient combinés avec une bonne nourriture, un large séton fut appliqué sous le sein (1), quand le haut du thorax fut fatigué des *cautères*. Enfin, la guérison ayant paru complète en 1829, par la cessation des symptômes tant généraux que locaux, un nouveau *cautère* fut appliqué au bras droit, et le sujet, qui depuis lors jouit d'une santé parfaite, s'est bien gardé de le supprimer.

(1) Le docteur Siguy, de Pierrelates, chargé de la direction médicale d'un couvent de chartreux, nous a dit préférer, chez les phthisiques émaciés, de larges sétons aux *cautères*, et en obtenir parfois des effets miraculeux.

2ᵐᵉ *Observation.* — Mˡˡᵉ G***, sœur aînée du sujet de l'observation précédente, étant depuis plus d'un an sujette à des crachements de sang assez rapprochés les uns des autres, mais peu
abondants, je fus prié par la famille d'ausculter la poitrine de
cette demoiselle, dont la santé paraissait d'ailleurs bonne, sous
tous les rapports de la corpulence. Je constatai chez la demoiselle G*** une diminution très-sensible des bruits respiratoires et
une faible résonnance bronchophonique partout où la présence des
glandes mammaires me permit d'appliquer le stéthoscope. Ces
données confirmant le diagnostic que mon oncle avait porté d'une
congestion active des poumons, déterminée par la présence
de tubercules développés dans ces organes, des ventouses sèches
et des sangsues continuèrent à être souvent appliquées en dedans
des cuisses pour porter sur l'utérus, concurremment avec des
fumigations vulvaires et des pédiluves stimulants, la congestion
pulmonaire. En même temps l'oxyde d'or, associé à l'extrait de
daphne mezereum, était administré pour combattre la diathèse
sous l'influence de laquelle étaient les tubercules, et un *cautère*
fut appliqué au bras droit, parce que le côté droit de la poitrine
m'avait paru plus malade. Reçu docteur en médecine, le 25
mars 1829, j'entrai bientôt après dans le service de santé de la
marine royale, et perdis de vue cette intéressante malade. Quelle
ne fut pas ma surprise de la trouver, à mon retour, en 1835,
mariée à M. S***, et complétement débarrassée de ses crachements
de sang! Certes, ceux-ci ayant reparu en 1848, alors que le flux
menstruel, jusqu'alors très-abondant et très-régulier, présente ces
aberrations qui annoncent l'âge critique de la femme, j'appliquai
un second *cautère* potentiel à la jambe et fermai celui du bras
aussitôt que l'escarre nouvelle se détacha. Par ce déplacement du
cautère, je parvins si bien à détourner le *molimen hemorrhagicum*

de la poitrine, que le sang se fait souvent jour par le nouveau *cautère*, et que son écoulement est souvent de plusieurs onces. Aussi Mme S***, âgée aujourd'hui de soixante-deux ans, jouit-elle d'une santé parfaite..

4° *Maladies de l'abdomen*.

La cavité abdominale renferme des organes tellement parenchymateux, c'est-à-dire d'un tissu tellement inextricable au travers du tissu cellulaire qui l'enlace, que l'inflammation de ces organes passe rapidement à la chronicité. Aussi les engorgements chroniques du foie, de la rate, des reins, et celui de la matrice, dont le tissu, quoique musculaire, n'en est pas moins un tissu à part, constituent-ils le plus grand nombre des maladies de l'abdomen, et est-ce à la classe des *fondants* que la plupart des médecins s'adressent pour les guérir. Or quel moyen thérapeutique est plus propre à fondre un engorgement chronique, c'est-à-dire une tuméfaction résultant de la stase exagérée des liquides, qu'un foyer plus ou moins permanent de suppuration ? L'excellence de ce moyen thérapeutique est démontrée par les abcès qui surviennent spontanément, et terminent d'une manière si heureuse certaines maladies du foie, des reins ou de la matrice; mais le mot *cautère* inspire généralement tant de dégoût, que peu de médecins osent le prononcer devant leurs malades; ou bien, s'il en est d'assez hardis pour courir le risque de se faire éconduire par cette proposition et remplacer par un confrère plus obséquieux, ils ont rarement le courage d'insister assez pour surmonter la répugnance de leur client et de son entourage. Aussi les *cautères* sont-ils peu employés dans le traitement des maladies de l'abdomen. En racontant, en effet, que

Loustonneau, premier chirurgien de l'infortuné Louis XVI, faisait un fréquent usage du moxa, cet analogue si vrai du *cautère*, et qu'il avait guéri par ce moyen plusieurs engorgements non équivoques du foie, Portal (1) fait observer qu'on n'y recourt pas autant qu'il le faudrait, et le professeur Bonnet (2), de Bordeaux, qui a si heureusement continué l'étude des maladies du foie, entreprise avec tant de succès par Portal, dit, une trentaine d'années après : « Indépendamment des moyens divers dont je » viens de parler, il en est d'autres qui sont beaucoup plus actifs » et qu'on pourrait employer concurremment avec eux : ce sont » les moxas, les cautères, les sétons, appliqués sur la région » hypocondriaque droite. C'est, si l'on veut, une médication » effrayante et douloureuse, mais elle a quelquefois procuré des » résultats vraiment surprenants. » Quelque positif que soit ce langage, il me paraît trop concis, et j'aurais désiré que le professeur Bonnet insistât davantage sur l'utilité des *cautères*, bien moins effrayants que les moxas. Je ne saurais donc donner trop d'éloges au docteur Haspel pour avoir, dans son excellent livre sur les maladies de l'Algérie, consacré un chapitre au traitement chirurgical des maladies du foie, et d'y avoir fait ressortir l'importance de la potasse caustique, si avantageusement appliquée, en ce cas, par les professeurs Récamier, Cruveilhier et Malle.

Le regret que j'ai exprimé, à l'égard des *cautères* dans le traitement des maladies du foie, est tout aussi bien senti pour les maladies des reins ; car M. Rayer a publié trois gros et intéres-

(1) *Observations sur la nature et le traitem. des maladies du foie*, p. 417.
(2) *Traité complet, théorique et pratique, des maladies du foie*, p. 260.

sants volumes sur les maladies de ces organes, sans mentionner les avantages que le médecin peut retirer des *cautères;* et le seul livre moderne où j'aie vu consignés ces avantages est le *Traité de l'albuminurie,* par M. Martin-Solon. Encore même ce médecin n'encourage-t-il pas autant que je le voudrais à employer les cautères potentiels, comme on peut s'en convaincre par la lecture du passage suivant, le seul où il soit question de ce moyen thérapeutique : « Les cautères larges et profonds, appli-
» qués sur les régions rénales, et entretenus à l'aide de six ou
» huit pois, exercent une action révulsive que M. Christison et
» d'autres praticiens ont quelquefois mise utilement à contri-
» bution. Ces suppurations établies avec la potasse, le caustique
» de Vienne, le marteau chauffé à l'eau bouillante, le moxa, et
» surtout avec le premier de ces moyens, peuvent être avan-
» tageuses pendant la seconde période de la maladie. Ces cau-
» tères ont certainement concouru à la guérison de la femme qui
» fait le sujet de la XVIᵉ observation; mais, lorsque l'affection
» est plus avancée, on n'en doit rien attendre de favorable; ils
» ne sont que fort incommodes aux malades. » Cette dernière réflexion peut détruire, à elle seule, toute l'idée avantageuse que l'auteur paraît vouloir donner des *cautères* dans le traitement des maladies des reins. Quelque judicieuse, en effet, qu'elle paraisse, elle me semble on ne peut plus inopportune; car, s'il est bon d'engager les médecins et les malades à ne pas attendre la période extrême de la maladie, ainsi que je l'ai déjà dit à propos de la phthisie pulmonaire, pour appliquer des *cautères,* il faut proclamer aussi que, dans les cas même désespérés, les *cautères* peuvent encore opérer des effets miraculeux. Quel autre moyen employer, d'ailleurs, dans ces cas où la suppuration est plus ou moins abondante dans le tissu rénal, ainsi que l'ont observé

le professeur Cruveilhier (1), Dance (2), M. Bonnet (3), M. Posen (4)
et autres ? La Nature n'a-t-elle pas indiqué, dans deux de ces cas,
qu'il faut donner issue au pus, puisque, dans l'un, ce liquide
anormal s'est fait jour par le rectum, et que, dans l'autre cas,
l'abcès du rein s'est frayé une route par le foie, le poumon et
les bronches ? Que l'on ne croie pas la néphrotomie préférable à
l'application des *cautères* ; car, outre les dangers de cette opé-
ration, à cause de la lésion du péritoine qu'il est si difficile
d'éviter, l'issue du pus n'est pas la seule indication à remplir : il
faut encore s'opposer à sa reproduction. Or, pour cela, on doit
nécessairement modifier la vitalité de l'organe au sein duquel se
fait la sécrétion morbide ; et quels modificateurs plus puissants,
en ce cas, que des *cautères* potentiels ? Je suis persuadé que, si
M. Rayer avait employé la potasse caustique pour donner lente-
ment issue au pus, chez le sujet de la VIᵉ observation (5), au
lieu d'appeler le professeur Velpeau, qui plongea un bistouri au
centre de la tumeur et y fit une large incision, le malade n'aurait
pas éprouvé les symptômes qui firent porter un pronostic grave,
et son existence n'aurait pas été compromise.

La matrice, cet organe qui a été tant étudié, de toute manière,
dans ces derniers temps surtout, a-t-elle échappé à la négligence
que je viens de signaler dans le traitement des maladies chro-
ques du foie et des reins ? Il n'en est rien. Généralement, lorsqu'une maladie de matrice a été traitée par quelques applications

(1) *Anatomie pathologique du corps humain* (1ʳᵉ livraison).
(2) *Archives générales de médecine*, **T. XXIX**, p. 149 et suivantes.
(3) *Journal hebdomadaire de médecine*, **T. VII**, p. 397.
(4) *Journal des conn. médico-chirurg.*, 8ᵉ année, 1ʳᵉ partie, p. 122.
(5) *Traité des maladies des reins*, **T. II**, p. 94.

de sangsues, et puis par des onctions avec l'onguent napolitain ou la pommade d'Autenrieth, elle est déclarée incurable. La monographie la plus complète que la science possède sur les altérations organiques de la matrice, monographie qui a même été couronnée, en 1831, par la Société de médecine de Bordeaux, ne signale les avantages des *cautères* que de la manière la plus vague. Après avoir dit que les dérivatifs extérieurs concourent avantageusement à favoriser la résolution des engorgements de l'utérus, et avoir cité parmi ces dérivatifs les sinapismes, les ventouses, la poix de Bourgogne, simple ou stibiée, le docteur Duparque (1) ajoute : « Des moxas, des *cautères* temporaires, des sétons, peuvent aussi être établis au voisinage du bassin. » Quelle influence peuvent avoir ces lignes, noyées au milieu de quatre cent soixante-quatorze pages ? Pourquoi l'utilité des *cautères* n'est-elle pas démontrée par des exemples, ainsi que l'auteur l'a fait pour les sangsues, le seigle ergoté et la pommade d'Autenrieth ? Je vais tâcher d'y suppléer par le récit du fait suivant :

Appelé, dans les premiers jours de novembre 1847, auprès de Mme S...., accouchée depuis une vingtaine de jours, j'eus à combattre une leucophlegmasie des membres pelviens gauches, et je le fis avec succès, à l'aide de l'onguent napolitain à haute dose ; mais l'état général de la malade se compliqua d'une foule d'accidents réputés nerveux, et la gravité de la maladie devint telle, que je demandai le professeur Golfin en consultation. Vainement ce savant professeur mit-il à ma disposition toutes les ressources de sa vaste expérience, et employâmes-nous, d'un commun accord, les antispasmodiques les plus variés et les plus

---

(1) *Traité théor. et prat. sur les altérat. simples et cancér. de la matrice*, p. 260.

énergiques : la santé de Mme S... déclinait de jour en jour. Non-
seulement sa peau était toute décolorée, mais elle était encore
recouverte d'une sécrétion terreuse; la maigreur était extrême,
le sommeil nul. Ayant décidé la malade à me permettre de pratiquer chez elle le *toucher*, je constatai un engorgement très-dou-
loureux de la paroi antérieure de l'utérus, et j'obtins de placer un
cautère potentiel au-dessus du pubis gauche, dans le point correspondant à la douleur révélée par le *toucher*. Il s'y établit une
suppuration tellement abondante, à la chute de l'escarre, qu'il
est bien avéré pour moi qu'il y avait abcès dans la paroi antérieure de la matrice, et que c'est à l'évacuation de cet abcès
qu'est due la guérison de Mme S.... Cette guérison fut rapide à
dater du moment où le cautère fut établi, et elle ne s'est pas
démentie. Mme S.... a repris son embonpoint, sa fraîcheur et
même sa beauté : elle est redevenue mère, le 10 décembre 1850.

L'ovaire, cet annexe si important de l'utérus, et dont les
maladies sont si souvent au-dessus des ressources de l'art, malgré
la hardiesse de certains chirurgiens, qui ne craignent pas d'en
faire l'extirpation, est quelquefois le siége d'une suppuration
qui se communique aisément au péritoine, et contre laquelle le
cautère potentiel est sans contredit le moyen thérapeutique le
plus efficace, quand le diagnostic en est bien positif. Appelé
en consultation, par le docteur Ginet, auprès d'une femme de
Poussan, chez laquelle un abcès de l'ovaire gauche était manifeste, je conseillai l'application d'un morceau de potasse caustique
sur la paroi de l'abdomen correspondant à l'abcès, et j'eus la
satisfaction d'apprendre, peu de temps après, qu'à la chute de
l'escarre il était survenu une suppuration abondante qui avait
guéri la malade. C'était encore en 1847.

Quoique l'étude des maladies de la rate soit moins avancée que celles des maladies du foie, des reins et de la matrice, je suis pourtant persuadé que, si les médecins se livraient à l'exploration de la rate plus qu'ils ne le font généralement, on arriverait assez souvent à constater son engorgement chronique; et pour lors, à l'aide de *cautères* potentiels sur la région splénique, on pourrait combattre un travail morbide qui n'est le plus souvent révélé que par l'autopsie cadavérique. Appelé, le 22 septembre 1831, à bord d'un navire sarde qui était mouillé en rade d'Oran, je trouvai un hydropique expirant, et je dus en faire l'autopsie le lendemain, parce que j'étais chargé, en qualité de chirurgien-major du brick de l'État commandant la station, de remplir les fonctions de *capitaine de la santé*. Quelle ne fut pas ma surprise de trouver au sein de la rate, énormément hypertrophiée, un abcès considérable! Ce fait eut un certain retentissement parmi les officiers de santé de Marsa-al-Kebir, parce qu'il y avait eu conflit entre mon Commandant et moi, et que j'avais été obligé de m'adresser au général Boyer, gouverneur de la province d'Oran, pour faire exhumer ce matelot. Le professeur Cruveilhier signale, dans sa grande *Anatomie pathologique*, à laquelle il a joint de si belles planches (2me livraison, p. 9), un cas de ramollissement chronique de la rate chez une dame qu'il a soignée pendant plusieurs mois, et il avoue que, après avoir soupçonné d'abord ce ramollissement, il en avait été dissuadé ensuite par la longue durée de la maladie. Il arrêta son idée sur une lésion du foie ou de l'estomac ; mais, à l'ouverture cadavérique, ces deux viscères furent trouvés sains, tandis que la rate offrit un tel ramollissement, qu'elle se réduisit en bouillie, et put être renfermée en une fiole. Je suis persuadé que, si des *cautères* potentiels avaient été placés, en temps utile, chez cette dame, ainsi que chez mon matelot, ils auraient produit de bons effets.

Les maladies du foie, des reins, de la matrice et de la rate ne sont pas les seules maladies de l'abdomen dans lesquelles je crois utile d'appliquer des *cautères* potentiels sur le ventre; car ce n'est pas seulement en vue de la suppuration du tissu parenchymateux des viscères que j'ai confiance dans ce moyen thérapeutique. Cette confiance est surtout basée sur les modifications que l'économie entière doit éprouver de la part des exutoires, modifications qu'il est permis de comprendre jusqu'à un certain point, d'après des faits exceptionnels dans lesquels la Nature a agi spontanément et a indiqué aux médecins, ses interprètes et ses ministres, la marche à suivre pour guérir. Le docteur Barras a donc beau dire et répéter (1) que les vésicatoires, les *cautères*, les sétons et les moxas tournent presque toujours au profit de l'action nerveuse des premières voies, et l'entretiennent au lieu de la révulser : je n'en conseillerai pas moins l'emploi des exutoires sur le pourtour de la région épigastrique, dans les cas de gastralgie opiniâtre, ayant résisté à l'ensemble des moyens hygiéniques, d'ailleurs si sages, que prescrit ce médecin; et les deux faits suivants justifieront, je pense, ma manière de voir :

I. *Vomissement durant depuis sept mois, guéri par l'éruption d'une parotide* (2). — La nommée Salager, couturière, âgée de vingt-quatre ans, ayant éprouvé une vive sensation au moment de sa période menstruelle, eut d'abord suppression de ce flux, et

(1) *Traité sur les gastralgies et les entéralgies*, T. II, p. 315.
(2) *Gazette médicale de Montpellier*, N° du 21 janvier 1841

bientôt après il lui survint de l'inappétence, des nausées, et enfin des vomissements qui devinrent de plus en plus graves. Cette fille était alitée et dans un véritable état de prostration, quand le docteur Fave, médecin aussi instruit que modeste, fut appelé. Considérant, avec raison, cette maladie comme dépendante d'une affection nerveuse de la matrice, qui agissait sympathiquement sur l'estomac, il employa d'abord des délayants et des anti-spasmodiques, parmi lesquels figurèrent les potions de Rivière et de Haën ; mais ces divers moyens ne produisirent aucun soulage-ment. Le docteur Fave pensa dès lors, d'après les commémo-ratifs de l'enfance de la malade et l'état de son tempérament, que les vomissements réitérés qui épuisaient cette femme pouvaient être occasionnés par l'engorgement des cryptes glanduleux de la muqueuse gastrique, et il appliqua un large vésicatoire sur la région épigastrique, afin de procurer une révulsion. Tant que l'écoulement du vésicatoire dura, les vomissements ne se repro-duisirent pas ; mais quand cet écoulement cessa, ils reparurent ; et, l'état de la malade empirant toujours, le docteur Fave n'hé-sita pas à appliquer deux autres vésicatoires, l'un à la cuisse gauche et l'autre au bras droit. Dix-huit heures après cette double application, la malade commença à ressentir une vive douleur à l'angle droit de la mâchoire inférieure, et il survint bientôt de la tuméfaction en ce point. Le docteur Fave y appliqua de la potasse caustique, et les vomissements cessèrent. Elle put avaler du bouillon, puis des aliments, et enfin sa santé se rétablit parfaitement : l'écoulement menstruel reparut même.

II. *Vomissement existant depuis dix-huit mois, guéri par l'application d'un séton dans la région lombaire droite* (1). — Marianne Colot, de Gignac, revendeuse ambulante, âgée de vingt-deux ans, d'un tempérament bilioso-nerveux, était à peine convalescente d'une fièvre ataxique, qu'elle reprit les fatigues de sa profession, et se trouva bientôt atteinte des principaux symptômes de l'hystérie, parmi lesquels se faisait remarquer un gargouillement d'intestins, simulant le cri d'une grenouille, qui durait quelquefois pendant plusieurs heures. Bientôt il survint des nausées, des vomituritions, des vomissements, qui devinrent de plus en plus fréquents, et la malade ne put plus supporter aucun aliment. La région lombaire droite, qui avait été, quatre ans auparavant, le siége d'un abcès ayant longtemps suppuré, était restée douloureuse; et, ces douleurs s'avivant à l'invasion de l'attaque d'hystérie, sans que des applications de sangsues les calmassent, le docteur Fave appliqua, plusieurs fois, un large vésicatoire sur l'ancien siége de l'abcès, et il remarqua toujours une légère amélioration dans l'état général de la malade, au moment où la suppuration du vésicatoire était dans sa plus grande activité. Aussi proposa-t-il d'appliquer un séton; attendu que, quelques moyens qu'il prît pour entretenir l'écoulement des vésicatoires, venait un moment où ces moyens, irritant la plaie, exaspéraient tous les symptômes. La malade s'y refusa d'abord; et n'y consentit que lorsque son dépérissement fut extrême. Le docteur Fave hasarda donc ce moyen comme une dernière ressource; mais quelle ne fut pas sa surprise ! Trois heures après l'application du séton, Marianne Colot désira des aliments et put manger une soupe légère, sans éprouver la moindre régur-

_____

(1) *Gazette médicale de Montpellier*, 11 février 1841.

gitation. Six heures après cette première soupe, elle en prit
une seconde, qui fut tout aussi facilement digérée. Les forces
revinrent au fur et à mesure que l'alimentation fut augmentée, et
tous les symptômes hystériques disparurent peu à peu. Deux
mois après, le séton fut remplacé par un *cautère* potentiel à la
jambe droite, et celui-ci fut supprimé au bout d'un an. Le flux
menstruel, qui avait cessé pendant toute la durée de la maladie,
reparut trois mois après la guérison, et celle-ci ne s'est pas démentie depuis vingt-huit ans.

5° *Maladies des articulations.*

Le soin que j'ai déjà eu, en faisant ressortir l'utilité des
cautères dans différents états morbides, de bien déclarer que
l'indication de ce moyen thérapeutique doit être puisée dans la
chronicité des maladies, me dispensera-t-il de dire ici que c'est
seulement contre les maladies chroniques des articulations que
je préconise l'emploi des *cautères?* J'aime d'autant mieux à le
croire, que la tumeur blanche, l'une des maladies les plus fré-
quentes des articulations, est ordinairement une simple mani-
festation des affections scrofuleuse, rhumatismale ou autres, que
j'ai signalées en parlant de la phthisie pulmonaire; et il est
bien évident que, si cette dernière maladie, aussi bien que le
mal vertébral de Pott et la méningite scrofuleuse, exige des
émollients et des antiphlogistiques dans certaines phases d'acuité
et de recrudescence, la tumeur blanche et autres maladies des
articulations ne peuvent pas être traitées, dès leur début, par
les *cautères*. Ce précepte est d'ailleurs général, et a été tracé par
Fréd. Hoffmann, dans son système de médecine rationnelle,

comme suit : *Priusquàm cauteria vel setacea adhibeantur, opus est ut corpus tàm à sanguinis et humorum nimiá mole quàm ab eorum impuritate, et primæ viæ ab omni saburrá liberentur. Quo modo præmittendæ sunt sanguinis missiones, blanda laxantia, et medicamina sanguinis diluentia et depurantia* (1).

Cela étant bien expliqué, je proclame l'utilité des *cautères* dans le traitement des tumeurs blanches parvenues à l'état chronique; et ma confiance en ce moyen thérapeutique est d'autant plus grande, que la science possède des exemples de guérison dans lesquels il a été employé seul. Ouvrez, en effet, le *Bulletin général de thérapeutique* (T. XXIX, pag. 138), et vous y verrez qu'un nommé Richet, journalier, âgé de trente-deux ans, étant entré, le 27 mars 1845, à l'Hôtel-Dieu de Paris, pour une tumeur blanche du genou, qui datait de cinq ans, le professeur Roux, qui augurait mal de ce cas, voulant tenter néanmoins les ressources ordinaires de la thérapeutique avant d'en venir au moyen extrême, fit placer successivement plusieurs *cautères* potentiels sur les côtés de la rotule, condamna le malade au repos absolu, au lit, et n'employa aucun médicament à l'intérieur. Bientôt les douleurs cessèrent, la tuméfaction diminua, et les mouvements des surfaces articulaires se rétablirent; la guérison eut lieu en moins de trois mois.

Je sais bien que le repos absolu, au lit, aurait pu contribuer à cette guérison; mais le repos a-t-il été réellement absolu? Rien ne nous dit, dans le récit de cette observation, que les moyens mécaniques proposés par M. Bonnet, de Lyon, ou que l'appareil amidonné de Seutin, ou enfin tout autre moyen d'inamovibilité, ont été mis en usage. D'ailleurs, voici un autre fait du même

(1) *Frederici Hoffmann Opera omnia*, T. III, pag. 230.

genre, consigné immédiatement à la suite du premier : Un enfant de six ans étant entré, le 4 février, dans le service chirurgical de l'Hôtel-Dieu, avec une tuméfaction considérable de la hanche gauche, douleur vive à la moindre pression ou au plus léger essai de rotation du fémur, inclinaison de cet os en dedans et flexion sur le bassin, le professeur Roux fit appliquer successivement plusieurs *cautères* autour du grand trochanter. Au commencement d'avril, il survint de la fluctuation au milieu de la fesse, sans aucun signe d'inflammation; et, au commencement de mai, cette fluctuation fut telle, que le professeur Roux fit appliquer, sur le centre de sa saillie, une traînée de potasse caustique. Le lendemain, il fendit l'escarre, et obtint ainsi un écoulement séro-purulent, d'une grande abondance. L'abcès se modifia peu à peu, la tuméfaction de la hanche diminua, quelques mouvements furent possibles; et, dans les premiers jours de juillet, le jeune malade commença à se lever. Il sortit, complétement guéri, le 24 du même mois.

Certains pourront, dans ce second fait, attribuer la guérison à l'incision de l'escarre et à l'écoulement de la matière à laquelle elle donna issue; mais cette opinion sera bien gratuite, car il est fort rare que les abcès du pourtour des articulations ne se reproduisent pas si l'on se contente de les vider, sans modifier la vitalité de leur surface intérieure; et c'est dans ce but que l'on a proposé, dans ce dernier temps, les injections iodées. Pourquoi donc ne pas admettre que cette modification de la vitalité a été opérée par les *cautères* appliqués d'abord autour du grand trochanter, et ensuite par celui qui a été placé au centre de la fluctuation ?

Malgré la persuasion où je suis, d'après des faits plus ou moins analogues dont j'ai été témoin, que les *cautères* contri-

buent beaucoup à la guérison des maladies choniques des articulations, et peuvent même les guérir quelquefois, ma confiance
dans ce moyen thérapeutique ne va pas jusqu'à le proposer
comme moyen exclusif, même après les périodes d'acuité. Je
ne conseille donc ici, comme ailleurs, les *cautères* que comme
auxiliaires puissants d'un traitement général, basé sur les préparations aurifères, iodées, ferrugineuses et autres.

6° *Action préventive des cautères.*

Quelque soin que j'aie mis à présenter ce que je crois être le
plus important aujourd'hui sur les effets curatifs des cautères
potentiels, je ne pense pas avoir fini ma tâche, et ne puis me
dispenser de parler aussi de l'efficacité préventive de ce moyen
thérapeutique. Autant, en effet, les gens du monde et certains
médecins mettent souvent des *cautères* tout au moins inutiles,
autant ces exutoires sont précieux dans une foule de circon-
stances. Combien n'ai-je pas vu de familles dans lesquelles,
plusieurs enfants étant mort successivement, un seul a été sauvé
après l'application d'un *cautère* ? Le docteur Chauffard cite un
ébéniste qui avait perdu trois enfants en bas âge, par suite de
maladies pulmonaires, et dont le quatrième, atteint à onze
mois de pareille maladie, fut conservé, grâce à un cautère. Le
médecin d'Avignon signale encore une grande et belle femme
qui avait perdu de consomption pulmonaire quatre enfants, et
qui sauva, par un *cautère*, une fille devant laquelle, dit-il, se
dressait la phthisie.

Malgré l'importance de ces faits, auxquels il me serait
facile d'en joindre beaucoup d'analogues, quelques sceptiques

pouvant dire que rien ne démontre que les enfants morts dans ces deux familles eussent été sauvés par un ou plusieurs *cautères*, voici d'autres faits empruntés au même auteur (1), et qui, ne laissant rien à désirer, prouvent, de la manière la plus péremptoire, l'efficacité préventive dont je m'occupe :

I. Une dame de quarante ans, née de parents scrofuleux, syphilitiques, chargés de fluxions au visage, ayant tous des *cautères*, toussait et crachait beaucoup dans son enfance, portait des engorgements glanduleux, et avait la peau bouffie. Purgatifs et dépuratifs lui furent prodigués alors, mais les vésicatoires seuls amenaient une amélioration manifeste. Cela engagea à lui ouvrir un *cautère* potentiel à une jambe. L'exspuition muqueuse, les quintes de toux, et les convulsions qui s'ensuivaient quelquefois, avec céphalalgie, s'éloignèrent d'autant plus que l'exutoire devint plus ancien, et la puberté s'établit sans orages. Le *cautère*, supprimé au commencement d'une première grossesse, dut être remis, plus tard, pour protéger la poitrine contre des attaques de suffocation qui étaient survenues, et qui cessèrent.

II. Une jeune personne qui habitait la campagne s'était assez bien portée jusqu'à l'âge de quatorze ans : elle se débarrassa alors d'une sueur abondante des pieds, en les plongeant souvent dans de l'eau froide, vinaigrée. Sa mère était morte phthisique, et son père, sujet aux pneumonies, avait la respiration toujours courte, la poitrine catarrheuse. De tels précédents de famille rendaient dangereuse cette suppression de sueurs; aussi, dans les hivers qui suivirent, cette enfant fut très-enrhumée, et elle

(1) Chauffard, *Œuvres de médecine pratique*, T. I, p. 320 et suiv.

toussait encore, l'été, au moindre refroidissement. On chercha
vainement à rappeler la sueur des pieds par des chaussettes de
flanelle et de taffetas gommé, par des fumigations de toute espèce,
et même par des emplâtres de poix de Bourgogne à la plante
des pieds. A vingt ans, les rhumes étaient toujours aussi fréquents, et s'accompagnaient de crachats striés de sang. Un
cautère fut mis au bras, et la santé devint brillante. La jeune
personne passait l'année sans catarrhe, quoique allant dans le
monde et se pliant aux exigences de la mode pour ses vêtements,
quelquefois fort légers en hiver. Elle se maria, eut trois enfants,
et crut pouvoir supprimer le *cautère* qu'elle portait depuis six ans.
La toux et l'expectoration sanguinolente reparurent au bout d'un
an, résistèrent à divers moyens thérapeutiques, et ne cédèrent
qu'à un nouveau *cautère*, placé cette fois à la jambe. Revenue à
la santé la plus parfaite, Mme *** supprima encore ce *cautère*, et,
au bout de quelques années, elle maigrit, se décolora ; ses dents
se carièrent ; une leucorrhée opiniâtre l'épuisa ; des rhumes longs
et fréquents reparurent avec oppression. Le *cautère* de la jambe
étant rouvert, ses effets bienfaisants se montrèrent pour la troisième fois, et la malade, cessant de tousser et de cracher, se porta
aussi bien que dans ses plus belles années.

III. Une parente de Maygrier, disposée à la pulmonie, se
laissa poser, dans son enfance, un *cautère* au bras pour des
étouffements habituels. A l'époque de son mariage, elle crut,
alors âgée de dix-neuf ans, pouvoir supprimer son *cautère*. A
peine accouchée, elle éprouva des douleurs de poitrine et de
légères hémoptysies. On ouvrit de nouveau un *cautère* au bras,
et ces symptômes se calmèrent. Malgré ce premier avertissement,
elle ferma encore son *cautère*, et en fut encore punie par la réap-

parition des douleurs de poitrine et des petites hémoptysies. Cette dame revint, d'après les instances de Maygrier, au moyen qui avait été si salutaire par deux fois, et il réussit encore une troisième.

Des faits semblables sont très-communs, et j'aurais pu en citer un bien plus grand nombre, d'après les médecins des différentes époques ; mais, comme il n'y a pas de praticien tant soit peu occupé qui n'en ait observé, ainsi que le fait judicieusement remarquer celui auquel je les ai empruntés, j'aime mieux invoquer une autorité contemporaine que de recourir à celles qui ont été déjà mises à contribution. Aussi n'hésiterai-je nullement à proclamer l'utilité des *cautères* pour prévenir certaines maladies ; et, afin de préciser autant que possible les cas dans lesquels il convient d'y avoir recours, je crois important de diviser la vie, non pas en tout autant de périodes qu'ont dû le faire certains hygiénistes, à la tête desquels il est juste de placer le savant Hallé, mais seulement en deux grandes époques.

La première est celle où les organiciens les plus exclusifs ne peuvent pas méconnaître les actes éliminateurs dont parle si bien Alibert, à propos des dermatoses teigneuses et des dermatoses strumeuses. Il y a, en effet, dans la seconde période de la première enfance, une élaboration incontestable de sucs qui surabondent et font effervescence, ainsi qu'il n'a pas craint de le dire, sur divers points de l'organisme. Le plus souvent c'est un écoulement muqueux de la face interne du pavillon de l'oreille, ou bien une humeur visqueuse sécrétée par le cuir chevelu, ou bien encore une sécrétion exagérée de la muqueuse intestinale, sécrétion qui constitue la diarrhée à laquelle sont si exposés les jeunes enfants, et qu'il faut bien distinguer de celle reconnaissant pour cause directe une mauvaise lactation. Cette sécrétion des follicules glanduleux du cuir chevelu, aussi bien que celle des cryptes muqueux du tube digestif, est-elle gênée dans son issue, ou, en d'autres termes, l'excrétion n'est-elle pas en rapport direct avec la sécrétion, il survient un engorgement, soit des glandes du cou, soit des ganglions du mésentère, suivant le lieu où règne ce désaccord entre la sécrétion et l'excrétion des fluides; et cet engorgement détermine quelquefois des scènes inflammatoires plus ou moins étendues, qu'un *cautère* potentiel peut faire cesser, et mieux encore prévenir, en donnant issue à l'exubérance des fluides sécrétés. L'utilité de ce moyen thérapeutique, et, par conséquent son indication, sont visiblement démontrées par ce qui se passe chez certains teigneux en bas âge, chez lesquels la diarrhée dont j'ai parlé alterne souvent avec l'éruption du cuir chevelu ou de la face, et l'empâtement du mésentère lui-même est souvent sous l'influence de cette éruption. Il ne faut donc pas craindre d'ouvrir un ou plusieurs *cautères* chez les enfants en bas âge chez lesquels abondent ces sécrétions morbides, que les gens du monde non médical appellent *humeurs;* et il faut d'autant plus volontiers s'y déterminer, qu'il y a chez leurs parents cette exagération du système lymphatique qui n'est pas imaginaire, mais qui a bien été démontrée par Richerand, au dire d'Alibert. Les *cautères* ayant pour but, dans ce cas, de suppléer à la force de sécrétion, qui est insuffisante pour donner issue aux sécrétions glandulaires, il convient de maintenir ces *cautères* ouverts jusqu'à ce que le système sanguin se soit mis au moins en équilibre, s'il ne prédomine pas, avec le système lymphatique. Cette époque est ordinairement celle de la *puberté*.

La seconde époque de la vie où les *cautères* sont très-utiles, pour empêcher le développement d'un plus ou moins grand nombre de maladies, est cet âge auquel, l'économie animale n'ayant plus rien à acquérir, les diverses forces qui président à son équilibre commencent à perdre de leur énergie, et imprègnent de moins en moins les éléments constitutifs de l'organisme. En effet, lorsque la femme, n'ayant plus à remplir le principal rôle qui lui est dévolu, cesse de voir s'opérer en elle la fonction qui caractérise son sexe, non-seulement elle est plus ou moins éprouvée par la pléthore, soit locale, soit générale, qui résulte de la cessation du flux menstruel, mais encore elle est souvent assiégée par une foule de manifestations morbides provenant des mauvaises qualités de ses humeurs. Il importe alors de remplacer la dépuration qui s'opérait en elle mensuellement, et le *cautère* potentiel est un émonctoire on ne peut pas plus convenable.

Quoique bien différent de la femme sous le rapport que je viens de signaler, l'homme, quand il est arrivé à cette époque de la vie où est l'apogée de sa force, si voisine, hélas ! de la virilité décroissante, éprouve, par le seul fait de sa nutrition, une exubérance de fluides qui détermine, chez lui, non-seulement une pléthore fréquemment dangereuse, mais encore une acrimonie d'humeurs démontrée souvent par des éruptions plus ou moins opiniâtres, et que je ne dirai pas dangereux de guérir, mais dans le traitement desquelles je conseille le *cautère* potentiel comme le moyen le plus propre à favoriser l'action des médicaments réclamés par la spécificité de cette acrimonie humorale. Il arrive, en effet, très-souvent que le pourtour des *cautères* se

tapisse peu à peu d'une éruption dartreuse plus ou moins pro-
noncée et incommode (1).

Dans ces divers cas, où le *cautère* potentiel est employé comme
moyen préventif des maladies, il doit généralement être appliqué
au bras chez les enfants, et à la jambe chez les adultes. La raison
de cette différence de siége est basée sur l'observation de ce que
fait la nature dans le développement des maladies : celles-ci, en
effet, occupent principalement la tête dans l'enfance, et la poitrine dans la jeunesse, tandis que, dans l'âge mûr, elles ont les
viscères abdominaux pour siége de prédilection.

Voilà ce que je crois le plus important à signaler sur l'emploi
des *cautères*, qu'il faut bien se garder de laisser aux caprices des
malades. Si cette monographie est accueillie favorablement, je
la soumettrai à de nouvelles méditations ; et, profitant de la
critique à laquelle je la livre franchement, je la corrigerai et
tâcherai de la rendre meilleure.

(1) Je suis loin d'attacher au mot *âcrimonie* les idées d'*acidité* ou d'*alca-
linité* que Sylvius y attachait ; mais comment ne pas admettre, au moins
métaphoriquement, cette expression, lorsque l'expérience journalière
fournit tant d'exemples d'éruptions, que les organiciens exclusifs ont évidemment tort de considérer comme lésions de tissus, puisque les éruptions
sont bien plus efficacement traitées par des moyens généraux (émissions
spécifiques, substitutifs) ?

FIN.

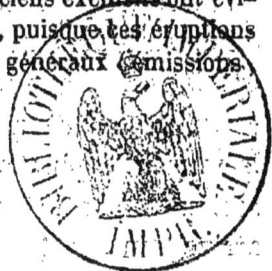

www.ingramcontent.com/pod-product-compliance
Lightning Source LLC
Chambersburg PA
CBHW032253210326
41520CB00048B/3770